MÉMOIRE

SUR LES STYLETS

OU SONDES SOLIDES,

ET

SUR LES SONDES CANNELÉES ;

Couronné par l'Académie Royale de Chirurgie
En M. DCC. LXXXIV.

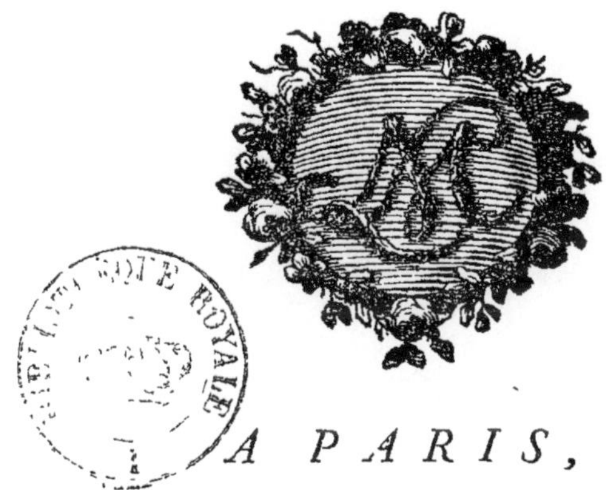

A PARIS,

DE L'IMPRIMERIE DE MICHEL LAMBERT,
Imprimeur de l'Académie Royale de Chirurgie,
rue de la Harpe.

1784.

L'ACADÉMIE ROYALE DE CHIRURGIE ayant vu dans la Matière inſtrumentale une ſource féconde de ſujets , liés de manière à pouvoir perfec- tionner l'Art ſur un plan méthodique , M. Louis, Secrétaire perpétuel , l'a annoncé à l'ouverture de la Séance publique de l'année 1783, par le Diſcours qui ſuit.

LES Inſtrumens ſervent aux opérations , comme les médicamens au traitement habituel des Maladies : leur par- faite connoiſſance eſt donc un attribut eſſentiel de la partie prééminente de l'Art de guérir (1). Ce ſont des moyens, ou, comme le dit *Dionis* en parlant des Inſtrumens en général, ce ſont des cauſes ſecondes , dont le mérite conſiſte eſſen- tiellement dans l'intelligence de celui qui s'en ſert avec préciſion & méthode. On ne doit jamais perdre de vûe cette vérité fondamentale.

Attribuer à un Inſtrument, ſuſceptible d'être bien ou mal conduit, les avantages qui ne peuvent venir que des lumières & de la dextérité de celui qui le dirige, c'eſt une abſurdité inconcevable , contre laquelle des perſonnes , d'ailleurs très-ſenſées, ne ſont pas aſſez en garde : cela fourniroit un long Chapitre à ajouter au Livre des erreurs populaires.

____

(1) *Quæ medicamenta non ſanant , ea ferrum ſanat* , &c. Hippocrat. Aphoriſm.

A

En confultant l'expérience & la faine raifon, il paroîtra évident qu'il n'y a aucun Inftrument qui ne puiffe être le fujet d'une differtation inftructive pour les Élèves, & utile aux progrès de l'Art. Elle peut être érudite, par des recherches fur l'origine de l'Inftrument & fur les divers changemens qu'on y a faits en différens temps : favante, en appréciant les avantages & les inconvéniens des formes fucceffives que l'Inftrument a reçues : ingénieufe, par l'invention de nouveaux Inftrumens, & par la profcription de ceux dont on prouveroit l'inutilité ou l'imperfection non corrigible.

M. de Voltaire, dans le tableau des progrès de l'Efprit-humain en France, fous le règne de Louis XIV, femble ne louer principalement la Chirurgie que du côté de la matière Inftrumentale. Voici fes termes :

« Après avoir parcouru tous ces Arts qui contribuent aux délices des particuliers & à la gloire de l'État, ne paffons pas fous filence le plus utile de tous les Arts, dans lequel les François furpaffent toutes les Nations du Monde; je veux parler de la Chirurgie, dont les progrès furent fi rapides & fi célèbres dans ce fiècle, qu'on venoit à Paris des bouts de l'Europe, pour toutes les cures & toutes les opérations qui demandoient une dextérité non commune. Non-feulement, continue M. de Voltaire, il n'y avoit guères d'excellens Chirurgiens qu'en France, mais c'étoit dans ce feul Pays qu'on fabriquoit parfaitement les Inftrumens néceffaires ; il en fourniffoit fes voifins ; & je tiens, ajoute-t-il, du célèbre Chefelden, le plus grand Chirurgien de Londres, que ce fut lui qui commença à y faire fabriquer, en 1715, les inftrumens de fon Art. »

Un Traité scientifique sur la Matière Inftrumentale , feroit un ouvrage très-utile ; & on peut l'obtenir d'une manière bien avantageufe , en appelant le génie de toutes parts , en n'offrant à fa pénétration qu'un feul objet fur lequel il puiffe fe fixer , développer fon activité , & montrer toute l'étendue de fes reffources.

Nous avons fur cette matière le travail d'un des plus grands Maîtres , & qui a fait à fon Auteur une réputation que le laps de cent-quarante ans n'a pas détruite , malgré tous les progrès que l'Art a faits fur grand nombre d'autres points.

Schultes, ou *Scultet*, d'après fon nom latinifé (*Scultetus*), né à Ulm en 1595 , avoit eu l'avantage d'être à Padoue le Difciple de Fabrice d'Aquapendente , à jamais célèbre par l'étendue de fes lumières , par fon expérience & fon habileté en Anatomie & en Chirurgie. Revenu dans fa Patrie à l'âge de trente ans , Scultet y a exercé cet Art avec un fuccès brillant & mérité : les obfervations intéreffantes qu'il nous a laiffées , font un monument de la folidité de fon efprit & de la certitude de fes connoiffances : il y en a peu d'auffi inftructives ; elles donnent de vifs regrets fur la perte prématurée d'un homme fi utile à fes Contemporains , mort à l'âge de cinquante ans , en 1645. Son Traité d'Inftrumens , *Armamentarium Chirurgicum* , eft un Ouvrage pofthume. Il fait connoître ceux dont les Fondateurs de l'Art fe font fervis , & ce que le génie y a fucceffivement ajouté par des corrections ou nouvelles inventions. Les faits de pratique judicieufement obfervés , éclairent fur la manière d'employer ces moyens dans les diverfes opérations.

A ij

Cette Science très-cultivée par les Anciens, comme on le voit dans le Traité d'*Oribase* fur les lacqs & les machines propres aux fractures, s'étoit accrue par les travaux d'*Ambroise Paré*. Cet excellent homme n'a négligé aucune occasion de faire connoître en détail les Instrumens ou machines dont il juge qu'on doit se servir, tant pour la pratique des opérations, que pour l'administration de divers secours utiles à la cure des maladies. Il indique la meilleure manière de les employer, les précautions qu'il faut prendre afin d'en assurer les bons effets & d'en prévenir les inconvéniens ; il a fait graver avec soin & à grands frais, pour le temps, les différens moyens auxiliaires sans lesquels l'Art seroit souvent en défaut.

La matière Instrumentale a fixé l'attention de *Dionis*. Toutes les pièces qui ont rapport à chaque procédé opératoire, & celles qui doivent composer les appareils, font décrites & gravées dans le Traité des Opérations de cet Auteur. Elles ont produit cinquante-neuf Planches. Heifter a marché fur les mêmes traces dans ses Institutions de Chirurgie.

Cette matière a toujours été regardée comme l'un des objets fondamentaux de l'Art : je le répète, les Instrumens font aux opérations ce que les médicamens font au traitement des maladies. M. de Garengeot a donné *ex Professo* fur les Instrumens, un Traité qu'on n'étudie point assez : on y puiseroit des connoissances essentielles ; il est fur-tout recommandable par l'ordre dans lequel ces moyens font classés ; mais il laisse bien des choses à desirer, & assez d'erreurs à détruire. Il est d'ailleurs écrit d'un style trop diffus; l'Auteur s'étend & s'appefantit fur des détails plus néceſſaires à la Coutellerie , qu'utiles à la perfection de la Chirurgie. Cet Ouvrage eſt dédié à feu M. Petit, la gloire de nos Écoles & de cette Académie , qui jouiſſoit de la réputation la plus diſtinguée. Il doit nous être permis de dire ici que c'eſt par ſon génie dans l'invention des Inſtrumens qu'il a commencé & ſoutenu ſa grande renommée : on ne peut rappeler avec trop de vénération pour ſa mémoire, à quel point l'activité de ſes lumières le ſervit pour ſauver la vie à M. le Marquis de Rothelin, prêt à périr par l'hémorrhagie de l'artère crurale, à la ſuite de l'amputation de la cuiſſe , faite très-haut, immédiatement au-deſſous du pli de l'aine.

M. Perret, Maître Coutelier de Paris, qui s'eſt fait un nom célébre dans ſa profeſſion , a publié en 1771, ſous l'approbation de l'Académie Royale des Sciences, un Ouvrage dont le titre eſt *l'Art du Coutelier.* La ſeconde partie, la plus étendue & la plus ſavante, eſt entièrement relative à la Chirurgie ; l'Auteur y donne des preuves d'une intelligence peu commune ; il s'élève au-deſſus du ſimple Artiſte, par des réflexions qui feroient honneur à l'homme le plus éclairé ſur cet objet. « Après avoir rempli, dit-il dans un Avant-propos, ma tâche comme Coutelier, avoir conſigné dans cet Ouvrage les diverſes pratiques que j'ai acquiſes, pendant trente années, dans l'exercice continuel de mon état, avoir procuré au Public la collection d'Inſtrumens de Chirurgie la plus ample qui ait jamais paru ; j'ouvre un champ vaſte, préparé à grands frais , qui n'attend plus qu'une main conſommée dans l'exercice de la Chirurgie opératoire, pour en faire ſortir les diverſes pratiques ſous des points de vue relatifs à l'état actuel de la Chirur-

gie Françoife, & à celui de la Chirurgie du refte de l'Europe. Je crois, continue M. Perret, pouvoir me flatter que
par les foins que je me fuis donnés, j'aurai facilité les
moyens d'exécuter cette entreprife fi néceffaire & fi defirée.
C'eft-là qu'on indiquera quels font les Inftrumens ufités,
ceux qui ne le font point, les raifons qui ont fait recourir
aux uns & négliger les autres ; que l'on enfeignera la manière de fe fervir de ceux qui font en ufage ; ce qu'il con-
viendroit d'y ajouter pour les porter à une plus grande
perfection ; les changemens qu'ils demandent pour fatisfaire
aux cas particuliers les plus connus ; que l'on déterminera
leur forme précife, leurs dimenfions, *fur plufieurs defquels
tout eft encore livré à l'arbitraire.*» M. Perret finit par dire qu'il
defire cette réforme. Elle fera très-avantageufe, fans doute ;
car fa collection préfente plus de fept cent Inftrumens : malgré cette furabondance, elle ne doit pas être jugée inutile,
car il eft bon de connoître en toutes chofes les écarts de
l'efprit-humain : c'eft, comme l'a dit un Philofophe, un
indice au Voyageur pour ne pas s'égarer.

On doit aux foins de M. Brambilla, premier Chirurgien
de Sa Majefté Impériale & de fes Armées, un Ouvrage
fur la Matière Inftrumentale, fort étendu, quoiqu'un choix
judicieux ait préfidé à la collection. Ce Livre, grand *in-folio*,
a d'abord été publié en Allemand ; on l'a rendu d'une utilité plus générale, par une édition Latine en 1780. Les
Inftrumens de Chirurgie y font gravés, en foixante-fept
planches, dans leurs vraies dimenfions, & fous différentes faces & décompofitions, pour en faire connoître
toutes les parties. Ils exiftent dans un des Cabinets de
l'École de Chirurgie à Vienne, & ont été conftruits aux

frais de Sa Majesté Impériale, par d'habiles Ouvriers de sa Capitale, ou achetés en Italie, en France & en Angleterre. Parfaitement inftruit de l'hiftoire de l'Art depuis fon origine, M. Brambilla en fait obferver les progrès fucceffifs dans les procédés opératoires; & à la lumière d'une faine critique , on découvre le vice de plufieurs Inftrumens trop eftimés, & admis fans examen fur la foi de leurs Auteurs.

Cet Ouvrage eft dédié à Sa Majefté Impériale, JOSEPH SECOND, qui vient d'établir une École de Chirurgie, avec la munificence digne d'un fi grand Prince, & de l'importance bien fentie de l'Art qu'il protége & fait naître dans fes États. Père de fes Peuples & de fes Armées, il réunit tous les genres de gloire qui ont immortalifé les Héros de fa race. Le bonheur de fes Sujets l'occupe uniquement : c'eft fur - tout dans les Hôpitaux des Armées, que fon amour pour l'humanité a paru avec le plus d'éclat, lorfqu'il confoloit, par des paroles affectueufes & par fes largeffes, les braves Soldats qu'il avoit conduits avec tant d'intrépidité aux Champs de la Victoire, & dont le fang avoit arrofé fes lauriers. M. Brambilla expofe dans une Préface la nature & les avantages des établiffemens dûs à la bienfaifance de fon augufte Maître, & fi favorables au progrès de la Chirurgie. Nous ne pouvons plus nous honorer que du droit d'aîneffe ; c'eft un motif pour nous de redoubler de zèle, afin de ne pas perdre les avantages de ce droit avec des émules auxquels nous avons eu le bonheur de fervir de modèles.

Les Sujets que l'Académie propofera, doivent néceffairement conduire à perfectionner les opérations, qui font toujours la dernière reffource du Chirurgien éclairé ; mais ref-

fource fouvent indifpenfable à la confervation de la vie, &
au rétabliffement de la fanté. Ainfi l'Art ne peut que gagner
aux remarques fur les procédés opératoires, dans l'expofition
de la méthode de fe fervir des Inftrumens même les plus
connus, & de l'ufage le plus familier. C'eft peut-être l'u-
nique moyen dé parvenir à éviter la mal-adreffe , & à donner, à l'aide de la Science, un code & des règles à la dextérité.

MÉMOIRE

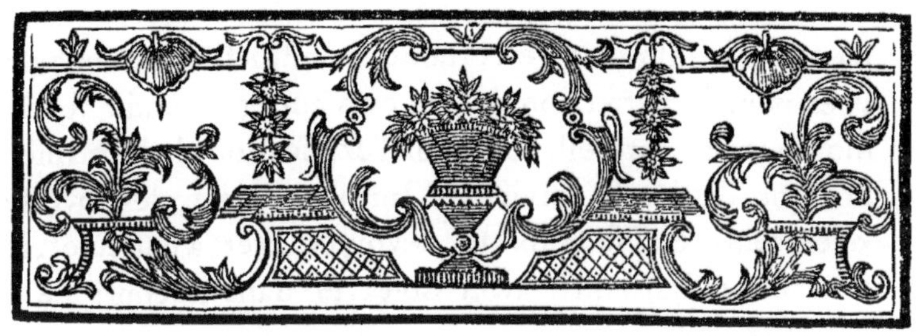

MÉMOIRE
SUR LES STYLETS
OU SONDES SOLIDES,

E T

SUR LES SONDES CANNELÉES;

Couronné par l'Académie Royale de Chirurgie en 1784.

. . . materiæ tanta abundat copia ,
Labori faber ut defit , non fabro labor.
PHÆDR. FABUL. Lib. 3ᵉ.

L'HISTOIRE de l'Académie Royale de Chirurgie, nous apprend dans l'Éloge du célèbre Petit, que ce grand Maître, pour ranimer les études languiſſantes , & rappeler les Élèves dans les Écoles, imagina de donner des leçons publiques qui avoient pour objet les Inſtrumens de Chirurgie. Il ne ne ſe borna point, dit-on, à les faire voir, & à expoſer les uſages auxquels ils étoient deſtinés. Il fit ſentir les inconvé-

B

niens qui réfultoient de certaines conftructions, donna des vues pour la perfection de plufieurs autres ; rendit fes démonftrations intéreffantes, par l'explication de la manière dont on devoit fe fervir des Inftrumens dans les diverfes opérations, & il fe faifoit un devoir de citer, à leur fujet, les faits intéreffans qu'il avoit obfervés dans le cours de fa pratique.

C'eft fans doute dans le même efprit en faveur des progrès de l'Art, que l'Académie, pour commencer un nouveau Code de Chirurgie fur une matière auffi importante que le font les Inftrumens, propofe le fujet fuivant:

Déterminer les différentes conftructions des Stylets ou Sondes folides, & des Sondes cannelées ; quels font les cas où elles doivent être admifes fuivant leurs formes particulières, & quelle eft la méthode d'en faire ufage.

Ces queftions, fi fimples en apparence, préfentent à l'examen approfondi, d'après les vues que l'Académie a expofées dans fon Programme, un fujet très-difficile à bien traiter, & qui juftifie ma devife : *la matière eft fi riche & fi abondante, que l'ouvrier manquera plutôt à l'ouvrage, que l'ouvrage à l'ouvrier.* Quelles font en effet nos reffources pour fatisfaire une Compagnie favante fur les points à difcuter? La lecture des Ouvrages des grands Maîtres, l'affiduité & l'application aux leçons des habiles Profeffeurs : ces avantages, dont tous ceux qui cultivent notre Art avec le plus de zèle ne font pas à portée de jouir, ont guidé M. de Garengeot dans la même carrière qui s'ouvre aujourd'hui à l'émulation. Les Approbateurs de fon Traité des Inftrumens de Chirurgie les plus utiles (MM. Petit & Malaval) difent que cet Auteur connoît à fond la matière Inftrūmentale, qu'il a fu profiter des differtations publiques qui fe font journellement dans l'Amphithéâtre des Écoles de Chirurgie, rendre juftice aux habiles Maîtres, placer à propos fes réflexions, & les enrichir fouvent de preuves Géométriques, qui donnent beaucoup de force à fes raifonnemens, & font mieux comprendre la mécanique des Inftrumens qu'il décrit.

Par cette expofition, mon deffein a été de faire voir à més Juges que je connois toute l'étendue du fujet que j'ai à traiter, & d'avoir un motif pour implorer leur indulgence. Un jugement auffi flatteur que celui qu'a obtenu M. de Garengeot en 1723, ne peut être porté, foixante ans après, que fur une production diftinguée, par rapport aux grands progrès que la Chirurgie a faits depuis cette époque ; & je n'ai pas la témérité d'y prétendre par un fimple effai, le fujet me paroiffant au-deffus de mes forces.

Je diviferai ce Mémoire en deux parties ; dans la première, je traiterai des Stylets ou Sondes folides. Les Sondes cannelées feront l'objet de la feconde partie.

Dans ces deux claffes il y a des Inftrumens communs à plufieurs cas ; d'autres font fpécialement deftinés à des opérations particulières ; il faudra également faire connoître la matière, la conftruction, les ufages, & la méthode d'employer ces divers Inftruméns. Il y en a de mixtes, c'eft-à-dire, qui appartiennent aux deux claffes ; nous examinerons fi les vues qui, pour diminuer la multiplicité des Inftrumens, ont porté à réunir dans un feul la Sonde folide & la cannelée, ont été ingénieufes ou erronées. J'entre en matière.

PREMIÈRE PARTIE.

Des Stylets & Sondes solides.

La Sonde, suivant la description des meilleurs Auteurs, peut être définie une petite verge de fer, d'acier, d'argent, ou de toute autre matière convenable, que l'on introduit dans les plaies & les ulcères pour connoître leur profondeur, leur direction, l'état des parties intéressées, l'existence & la qualité des corps étrangers, & autres circonstances qui ne peuvent être soumises à l'œil & au tact. Le mot latin exprime d'une manière précise l'utilité des Sondes, *Stylus exploratorius.*

L'argent est la matière qu'on emploie le plus communément à la construction des Sondes ; & l'Art de l'Orfévre donne aux Sondes la solidité & le degré de flexibilité qu'on desire. Les Sondes de plomb, que l'on préféreroit à raison de cette dernière propriété, n'entrent pas ordinairement dans l'étui portatif, & font réservées pour des circonstances particulières. Les bougies emplastiques, telles qu'on s'en sert pour les maladies du canal de l'urètre, & les cordes à boyaux, peuvent être utilement introduites dans les sinus fistuleux, pour faire connoître, par un usage suivi, la direction & l'étendue des clapiers. On fait aussi des Sondes de baleine ; *Ranbi*, dans son Traité des plaies d'armes à feu, les a particulièrement recommandées.

La Sonde a dû être un des premiers instrumens dont on se soit servi dès la naissance de l'Art. La raison commune, antérieure aux préceptes, indique autant l'extraction des corps étrangers que la compreffion d'une plaie afin d'en arrêter l'hémorrhagie. Pour fe déterminer à tirer un corps étranger du fond d'une plaie, où il étoit la caufe d'une foule d'accidens, il a bien fallu en connoître l'exiftence ; & l'ufage d'une Sonde fe préfente tout naturellement pour parvenir à cette connoiffance préalable.

Celfe parle des Sondes en plufieurs occafions, & fur-tout liv. 5, chap. 28 des fiftules , & liv. 7, chap. 4 , auffi des fiftules. Paul d'Egine en admet de folides & de flexibles. Celles dont parle Albucafis font munies d'un manche à peu-près comme nos trois-quarts : aucun Auteur , que je fache, n'a copié cette conftruction, inutile & incommode. Les noms arabes qu'Albucafis donne, tant aux diverfes efpèces de Sondes , qu'aux matières dont elles doivent être formées, font inintelligibles pour nous. Il y en a de trois efpèces; favoir, une grande, une moyenne & une petite ; elles font propres à l'examen des plaies, des fiftules, des finus & des corps qui s'y trouvent, comme os, &c Il faut , dit - il , les faire rondes, unies, polies, comme de groffes aiguilles à coudre ; elles doivent être de cuivre ou d'argent ; mais les meilleures font celles qu'on conftruit en *Isbadowiach*. Quelquefois , ajoute-t-il, elles font de plomb , & celles-ci conviennent à l'examen des fiftules.

Parmi les modernes, *Scultet* s'eft fait une grande réputation par fon *Armamentarium Chirurgicum*. Il décrit deux Sondes , l'une d'argent, affez fouple pour qu'on la puiffe courber au befoin ; l'extrémité propre à être introduite pour faire des recherches fur l'état des plaies & des fiftules, a un petit bouton rond & poli ; l'autre extrémité , platte , eft une efpèce de petite Spatule : une feconde Sonde femblable fe termine, au lieu de bouton, par une vis qu'on entoure de coton, pour abforber le pus qui féjourneroit dans le fond des plaies , des ulcères, & fur-tout des fiftules. La Chirurgie a des moyens plus convenables pour nétoyer le fond des ulcères des matières qui pourroient y croupir : une injection déterfive & appropriée à l'état des chairs, au vice humoral , &c. feroit d'un ufage plus méthodique, qu'une Sonde armée de quelques brins de charpie autour du bout en vis. Cet inftrument fe trouve dans l'Arfenal de M. Brambilla, fig. 19, planche première ; & l'extrémité oppofée qui fert de manche, eft une plaque en cœur , fendue pour contenir le filet de la langue, dans l'opération où il faut le couper.

Garengeot entre dans un détail utile fur la conftruction des Sondes folides : leur figure la plus régulière, dit-il, eft d'avoir cinq pouces quatre ou cinq lignes de long, d'imiter en groffeur les aiguilles dont les femmes fe fervent pour tricoter, d'être exactement rondes & polies dans toute leur longueur, d'avoir une de leur extrémité en figure de poire ou d'olive, & l'autre d'une pointe mouffe, pour découvrir des finus dans les os ou les fractures.

Le progrès de l'Art engagera à faire fur les defcriptions des Auteurs , les remarques qui pourront manifefter ou des perfections acquifes ou des erreurs à réformer. Les aiguilles à tricoter que Garengeot donne pour modèles, n'ont pas un volume déterminé ; il y en a de groffes, de moyennes & de fines ; auffi le Chirurgien qui a des finus de différens diamètres à fonder, doit-il être muni de Sondes boutonnées de différens calibres. La même verge peut être plus groffe par un bout que par l'autre ; j'ai vu affez ordinairement que les étuis compofés avec intelligence, avoient au moins deux

Sondes qui donnoient chacune deux boutons gradués pour les différens cas : on pourroit en supprimer un pour terminer la Sonde en pointe mousse, suivant l'intention de Garengeot ; nous en verrons l'usage dans l'examen des cas particuliers : on a encore une Sonde plus fine, aussi boutonnée, pour l'examen des sinus les plus étroits, comme il s'en rencontre souvent aux fistules à l'anus.

La Sonde à séton doit avoir la même longueur, d'environ six pouces, boutonnée par l'une de ses extrémités pour les usages communs, & l'autre doit avoir une ouverture longuette comme le chas des aiguilles, ayant comme lui deux petites cannelures, pour que le bout de la mèche puisse y être logé, sans augmenter inégalement le volume du corps qui doit franchir le trajet des parties d'une plaie à l'autre.

Les remarques à faire sur cet Instrument sont essentielles à sa perfection. M. Perret, très-habile Artiste, qui a travaillé utilement dans son Art du Coutelier - Expert en Instrumens de Chirurgie, dit, en parlant des Sondes pleines & des Stylets, que le Chirurgien, pour s'assurer de la profondeur des plaies, se sert d'une Sonde *brisée*, ainsi dite, parce qu'elle se brise dans le milieu & se démonte à vis pour réduire sa longueur d'un pied à six pouces, & la rendre portative ; un bout a la forme d'une olive, & sert à sonder ; l'autre est applati, a une ouverture, ou œil, ou fenêtre, afin d'y pouvoir passer un séton ou une mèche.

Je ne crois pas qu'aucun Chirurgien ait rencontré dans sa pratique l'occasion de se servir d'une Sonde longue d'un pied ; celle ci, destinée spécialement à passer un séton, est inutile ; car, dans aucun cas, il ne peut y avoir de l'entrée d'une plaie à sa sortie un pied de distance, sans la nécessité au moins d'une contre-ouverture intermédiaire. Le pont qui exigeroit de placer une bandelette effilée, improprement appelée mèche, (mot qui a fait admettre mal-à-propos une mèche de coton dans l'ufage vulgaire des fétons fonticulaires) ce pont, dis-je, ne peut avoir un pied de longueur dans aucun cas ; ainfi la Sonde de fix pouces de longueur eft fuffifante : la conftruction de l'œil eft très-défectueufe dans les planches de M. Perret ; l'ouverture eft trop large, & les bords, au lieu d'être plats, doivent être arrondis ; la continuité de la Sonde au-deffus des ouvertures, doit être cannelée. *L'inftrumentarium* de **M.** Brambilla donne la figure de la Sonde brifée qui a l'œil ou chas de la conftruction correcte que nous indiquons.

J'ai vu dans l'étui de plufieurs anciens Chirurgiens de Province, Praticiens employés qui s'étoient munis d'Inftrumens à Paris, il y a foixante ans, un peu plus ou un peu moins, un Inftrument mixte, de fix pouces de long, dont la moitié étoit une Sonde pleine & boutonnée, l'autre bout une Sonde cannelée, & au milieu, en partie fur l'une & fur l'autre conftruction, il y avoit un œil ou chas propre à paffer une anfe de foie ou plufieurs fils pour conduire la bandelette d'un féton. Cette conftruction eft vicieufe, & elle le feroit d'autant plus que le Stylet feroit plus fin : c'eft le jugement qu'il me femble qu'on doit porter du Stylet gravé, fig. 29, de la planche 86 du traité de **M. Perret.** Elle repréfente, dit-il, le Stylet à panaris & à deux fins : il eft olivaire par un bout, qui fert de petite Sonde, & l'autre bout eft cannelé, pour faire l'office de la Sonde creufe. Le vice de cette conftruction auroit dû frapper l'habile Artifte, qui fait que la Sonde creufe, directrice des Inftrumens qui

divifent

divisent la continuité des parties , doit être terminée par une platine servant à tenir avec fermeté la Sonde pendant qu'on opère.

Parmi les Sondes pleines, on ne doit pas oublier celle d'acier, destinée à découvrir la carie des dents : elle est décrite dans Garengeot & dans tous les Ouvrages destinés à la Chirurgie de la bouche.

On parlera en leur lieu des Stylets d'Anel pour sonder les points lacrymaux, & de celui de M. Mejean pour déboucher le canal nasal & passer un séton dans le trajet des voies lacrymales.

L'examen des plaies d'Armes à feu exige une Sonde armée d'un bouton de la grosseur du bout du petit doigt, afin de n'être pas exposé à faire de fausses routes en cherchant le trajet d'une balle dont la direction n'est pas toujours en ligne droite : &, comme M. Levacher l'a dit dans le quatrième tome des Mémoires de l'Académie de Chirurgie, la balle, quoique mue par une impulsion directe, parcourt l'épaisseur des parties en abandonnant cette ligne droite, à raison de la résistance différente des parties qu'elle traverse, & qui change sa direction ; c'est pourquoi le Stylet qui porte le gros bouton doit être d'argent recuit, & flexible pour se prêter au contour du trajet que le corps étranger a parcouru.

Je terminerai ces généralités par la méthode de se servir des Sondes pleines ou Stylets dans les cas communs.

Quoique la manière de se servir des Sondes soit différente, suivant la diversité des cas où leur introduction est nécessaire, il y a cependant des préceptes généraux qui peuvent éclairer sur l'usage méthodique de ces Instrumens.

C

Nous l'avons déjà dit, cet ufage n'a lieu pour l'ordinaire que quand la vuë ou le tact ne peuvent nous inftruire de l'étendue & de la profondeur des plaies & des ulcères, de l'état des parties qui forment les parois de leur cavité, de la préfence des corps étrangers , &c. Mais avant de fe fervir de la Sonde, le Chirurgien intelligent doit trouver, par l'examen de la partie, des notions capables de le guider dans cette opération. La nature & la quantité des ma-tières que fourniffent les parois de la plaie ou de l'ulcère, où qu'une compreffion prudemment faite par le tact en fait fortir, les fluides auxquels ces folutions de conti-nuité donnent paffage & qui ne peuvent venir que d'un organe fecrétoire dont l'Anatomie indique la pofition ; & plufieurs autres circonftances font connoître quelle eft la direction des finus & conféquemment dans quelle direction il faut porter la Sonde. Ce que M. Garengeot a dit à ce fujet eft fort imparfait. » Cet Inftrument , » felon lui , doit être tenu par le milieu de fon corps » avec le pouce, le doigt indice & celui du milieu , » de la même manière qu'on tient une plume à écrire ; » on pofe enfuite le pouce & le doigt du milieu de » l'autre main aux parties latérales de la plaie pour » en dilater les lèvres, s'il eft befoin, ou pour aider à » conduire le Stylet ou la Sonde : on introduit enfuite » l'extrémité fabriquée en poire ou en olive dans la plaie, » & on la pouffe légèrement de tous les côtés, pour » découvrir les particularités dont on cherche à s'inf- » truire. «

Ces recherches de tous les côtés pourroient être fâcheu-fes ; le tâtonnement eft inutile fi le Chirurgien a bien examiné préliminairement les circonftances dont il vient d'être fait mention. Garengeot ne décrit qu'une manière de tenir la Sonde ; mais les finus étant fuperficiels ou profonds, ayant des directions perpendiculaires, tranfverfales ou obliques vers la partie fupérieure ou vers l'inférieure, les Sondes & les Stylets doivent fouvent être tenus dans d'autres directions qu'une plume à écrire. Il me femble que c'eft au pouce & à l'indicateur de la main qui ne tient pas la Sonde, à écarter les lèvres de la plaie, & à faciliter l'introduction de l'Inftrument, plutôt qu'au pouce & au doigt du milieu ; car dans ce dernier cas, le doigt indicateur peut gêner en quelques occafions, & eft toujours élevé intermédiairement fans grace & fans utilité.

- Les indications curatives ne peuvent être rationelles que d'après les lumières du diagnoftic ; nous trouverons les meilleurs préceptes fur l'introduction des Sondes & des Stylets, dans l'expofition des fignes des maladies où l'ufage de la Sonde eft le plus fréquent. On conçoit qu'il s'agit principalement des fiftules. Voyons donc quelle a été la doctrine des Anciens & des Modernes fur le fujet que nous avons à expliquer.

On recommande en général de fonder les fiftules, les ulcères profonds ; mais une condition préalable pour y réuffir, eft de mettre le malade & la partie dans une fituation favorable au fuccès de l'opération. C'eft une attention effentielle dont la plupart des livres élémentaires ne font pas mention, & qui n'avoit pas échappé à *Celfe*. Il enfeigne qu'en faifant pencher différemment le corps, on vient à bout de fonder des fiftules dont on ignoroit la profondeur, & qu'en faifant coucher le malade tantôt d'une façon, tantôt d'une autre, le pus qui avoit ceſſé de couler, recommençoit à le faire, & faiſoit découvrir quelqu'autre ſinus.

Paul d'Égine a traité les fiſtules en général d'une manière qui fait honneur à ſes connoiſſances ; il recommande (1) de ſonder celles dont le trajet eſt droit, avec un Stylet qu'il nomme *coparium* ; & ſi ce trajet eſt oblique, avec une Sonde flexible appelée *dypirenum*, dont les deux extrémités ſont terminées par un bouton : cette Sonde étoit d'étain ou de cuivre.

Albucaſis, dans la Traduction latine, ſect. 46 *de formis Inſtrumentorum*, dit que la matière des Sondes eſt le fer & le cuivre ; qu'il faut auſſi en avoir de plomb, & que celles-ci conviennent à l'examen des fiſtules dont le trajet eſt tortueux, parce que leur flexibilité permet qu'elles ſe conforment à ſes inflexions. Il y en a de trois eſpèces, de longues, de moyennes & de petites, dont la groſſeur doit varier auſſi ſuivant la fiſtule.

Au livre des fiſtules, chapitre 22, *Ambroiſe Paré* conſeille l'uſage de la Sonde de plomb & la bougie de cire ; & par icelles, dit-il, on cognoiſtra la profondeur & anfractuoſités. Il ne s'étend pas autant qu'Albucaſis ſur la préférence dûe à la Sonde de plomb. Il trouvoit ce métal fort doux & fort flexible ; il ſe modèle à la tortuoſité de la fiſtule ; & ſi elle a pluſieurs orifices, il ne ſeroit pas poſſible d'en faire l'examen avec un autre Stylet.

---

(1) Lib. VI, cap. 77.

Les Chirurgiens plus modernes n'ont guère ajouté aux connoiffances que leurs prédéceffeurs leur avoient tranf-mifes fur l'ufage des Sondes. « Nous faurons, dit Bar-bette (1), jufqu'où s'étend une fiftule dont la direction eft droite, en y introduifant un Stylet ; mais lorfque le finus eft oblique, nous nous fervons, au lieu de Stylet, d'une bougie très-fine. Lorfque la fiftule pénètre jufqu'aux os, le Stylet eft beaucoup plus avantageux ; mais la bougie vaut mieux fi la fiftule pénètre dans les chairs & les parties fenfibles, fi elle ne s'étend pas au-delà des chairs, fon fond eft mou, & il s'en écoule du pus blanc, uni-forme & en grande quantité. Lorfqu'on pouffe le Stylet jufqu'au fond de la fiftule, s'il vient à toucher un nerf, il fufcite une grande douleur, & le pus qui en fort eft gras & huileux, mais en plus petite quantité ; & la partie où eft le fiége de la maladie jouit à peine de fes fonc-tions : que fi la fiftule pénètre jufqu'à un os, on fent quel-que chofe de dur avec le bout du Stylet : il y a même de la douleur lorfque le périofte n'eft pas détruit. »

Platner dit qu'on peut favoir jufqu'où s'étend une fif-tule, & quelle eft fa profondeur, fi on y introduit une Sonde. Mais il eft néceffaire, fi la fiftule pénètre dans la graiffe & les chairs, que tous les mufcles foient dans le relâchement, parce qu'en fe contractant, ils compriment les finus, & empêchent qu'on ne puiffe y introduire la Sonde. Comme fouvent il s'y trouve auffi différentes in-

---

(1) Pauli Barbette, Oper. omnia Medic. Chirurgica, de fiftulis, cap. 5.

flexions, que le Chirurgien ne peut pas toutes trouver d'abord avec le Stylet, il eſt bon, tandis qu'il l'introduit, que le malade ſoit placé tantôt d'une façon, tantôt d'une autre (1). Lorſqu'il y aura pluſieurs ſinus, ſoit qu'ils ſe communiquent, ou non, & que la fiſtule pénètre bien avant & forme pluſieurs inflexions, il ſera bien difficile, pour ne pas dire impoſſible, d'introduire le Stylet, fût-il de plomb ou d'étain. Bien plus, je ne crois pas que la bougie fût d'une plus grande utilité en pareille circonſtance, quand bien même on obſerveroit ſtrictement ce que dit Platner & tous ceux qui ont donné les mêmes préceptes. Au ſurplus, à quoi bon, dans une telle complication, fatiguer le malade par une opération dont le but eſt de s'aſſurer ſeulement de l'état des choſes? Puiſque tous les Praticiens conviennent qu'une fiſtule de cette nature n'admet qu'un traitement palliatif, on ne doit pas rechercher, avec une exactitude outrée, quel eſt le nombre, la direction & la profondeur des ſinus. Platner, en nous diſant qu'au moyen de la Sonde, on peut ſavoir juſqu'où aura pénétré la fiſtule, ne nous indique pas la Sonde dont on doit ſe ſervir : il eſt ſurprenant qu'ayant auſſi exactement copié les Auteurs qui l'ont précédé, il n'ait pas parlé du Stylet de plomb, ni de la bougie.

Pour découvrir ſi un os eſt carié, il faut ſe ſervir d'un Stylet différent, en raiſon de l'os affecté, en raiſon même de la partie de l'os. En général, l'extrémité du Stylet ne doit être ni trop mouſſe, ni trop aiguë. Trop mouſſe, on

___

(1) Platner, §. 946.

fentiroit moins facilement les afpérités de l'os carié ; rop
aiguë, elle pourroit faire croire qu'il y a carie, tandis
qu'il n'en exifteroit pas, la pointe s'arrêtant facilement,
fur-tout fur une partie fpongieufe, comme aux extrémités
des os longs , à l'apophyfe maftoïde , &c. &c. On aura
auffi l'attention de ne pas fe fervir d'une Sonde boutonnée, attendu qu'il feroit bien difficile de découvrir la carie,
pouvant gliffer fur l'os même carié. Si c'eft à un os qui
offre beaucoup de furface, comme les pariétaux, on fe
fervira d'un Stylet affez gros; mais fi c'eft à un os de peu
d'étendue, ou dont la furface foit naturellement très-
unie , comme les os unguis, il faudra avoir l'attention de
fe fervir d'un Stylet délié, dont l'extrémité foit plutôt
aiguë que mouffe. Pour avoir été trop négligent dans le
choix des Stylets, on a cru quelquefois trouver un os
carié qui ne l'étoit pas; d'autres fois, au contraire, on n'ap-
percevoit pas une carie qui exiftoit réellement. Fab. d'A-
quapendente dit, en parlant de la fiftule qui s'étend jufqu'à l'os, qu'on la connoît lorfqu'on touche quelque
chofe de dur & de rénitent, où l'on n'excite pas de la
douleur; & que fi on trouve encore l'os uni, il eft au
moins expofé à la carie; fi au contraire on le trouve inégal, il eft, fuivant lui, tout carié; fi la Sonde gliffe,
l'os fe trouvant uni & poli, il n'y a pas de carie.

Ce que je viens de rapporter eft trop général pour
qu'on puiffe le regarder comme un précepte, ou, pour
mieux dire, comme un avertiffement d'après lequel on
peut porter un jugement certain fur l'état actuel de l'os.
J'ai cru y devoir donner de l'extenfion, & particularifer

les circonſtances qui demandent des attentions dans le choix des Sondes ; & c'eſt en ſe ſervant d'un Stylet convenable, qu'on peut éviter ces mépriſes fort déſagréables pour le Chirurgien, & déſavantageuſes pour le malade. Fab. d'Aquap. a copié Celſe mot à mot ; on va en juger par ce qui ſuit. Ce dernier, en nous donnant les ſignes qu'on peut tirer de la Sonde, qui nous font connoître que les fiſtules ſont accompagnées de carie, dit : » On » peut même, au moyen de la Sonde, aſſurer ſi l'os eſt » altéré, ou ne l'eſt pas ; ſi la fiſtule y eſt déjà parvenue, » quelle eſt l'altération qu'elle y a cauſée ; car ſi ce qu'on » touche avec le bout du Stylet eſt mou, le vice eſt en-» core dans les chairs ; s'il gliſſe ſur l'os, celui-ci n'eſt » pas encore carié ; s'il s'arrête à l'endroit où on l'appuie, » il y a carie : à la vérité, elle eſt encore légère ; ſi l'os » eſt inégal & raboteux, il eſt fort carié (1). « Paul Barbette dit exactement la même choſe. Ce ſont bien-là les ſignes qu'on peut appercevoir en ſondant les fiſtules avec carie ; mais cela n'eſt pas aſſez exact pour qu'on puiſſe regarder ces obſervations comme certaines & invariables. Il faut faire attention qu'une Sonde peut & doit néceſſairement faire prendre le change, ſur-tout ſi elle n'eſt pas convenable à la circonſtance particulière. » Si ce qu'on » touche avec le bout du Stylet eſt mou, le vice eſt encore » dans les chairs. « Ce paſſage peut très-bien induire en erreur quiconque ne ſait pas que ſouvent, pour ne pas dire toujours, les ulcères & fiſtules avec altération à l'os,

______

(1) Corn. Celſ. de fiſtulis.

font

font accompagnés de chairs baveufes, qui en rempliffent quelquefois toute la cavité ; fi dans ce cas on ne fait pas parvenir la Sonde affez avant, c'eft-à-dire, fi on ne la pouffe pas jufqu'à l'os, on pourra croire que le mal a fon fiége feulement dans les chairs ; car pour lors on ne doit fentir rien de dur. On fait qu'il y a d'autres fignes que la Sonde qui nous font juger de l'état de l'os, comme la lividité de l'ulcère, le pus féreux & jaunâtre qui s'en écoule, fa mauvaife odeur, fon abondance en raifon de la grandeur de l'ulcère qui ne devroit pas en tant fournir. Mais on ne peut jamais en être auffi certain qu'en faifant les recherches néceffaires avec le Stylet propre à cette opération.

Des faits de pratique particuliers n'ajouteroient rien à la folidité des principes que nous avons recueillis, parce que tout ce qui a été dit au fujet des Sondes eft le fruit de l'expérience des plus grands Maîtres, dont la doctrine, mife en parallèle fur les points dont il s'agit, montre également & la diverfité des inftrumens qu'il faut conferver, & les cas où ils conviennent. La manière de s'en fervir a été expofée dans les préceptes généraux, relatifs à leur ufage ; cependant, pour rendre plus inftructif ce que j'ai dit fur la carie, je crois devoir puifer dans les Œuvres pofthumes de M. Petit, un exemple qui démontrera avec quelle intelligence la main doit être dirigée dans l'emploi des Inftrumens dont il s'agit. J'en abrégerai le récit pour me renfermer dans mon objet (1). On pan-

---

(1) Tom. 2, chap. des ulcères.

D

foit depuis dix-huit mois un garçon de quinze ans, d'un ulcère avec carie à la jambe. L'os découvert à plufieurs fois, fe recouvroit bientôt de mauvaifes chairs. On trouva un jour dans l'appareil plus de pus qu'à l'ordinaire, & on jugea par fa fétidité qu'il avoit féjourné, & que ce pouvoit être un fecond abfcès, dont la matière s'étoit fait jour. M. Petit chercha inutilement avec le Stylet le foyer de cette purulence. Ne pouvant le découvrir, & croyant que les mauvaifes chairs en étoient caufe, il les coupa, rugina l'os & le mit à nud : malgré cela le foyer ne fut pas encore découvert; mais le lendemain l'appareil inondé de matière purulente, fut une dernière preuve que cette matière féjournoit dans un lieu jufqu'alors inconnu au Chirurgien qui avoit panfé le malade. Par fes recherches, M. Petit découvrit un pertuis, dans lequel il conduifit un Stylet jufques dans le canal de la moëlle, & dans l'inftant il fortit de la fanie; M. Petit y porta une Sonde plus groffe que le Stylet; il fortit encore de la fanie. Il n'y eut plus de doute que ce fluide, retenu dans le canal mé-dullaire, ne fût la caufe de la fièvre lente que le malade avoit depuis long-temps. Plufieurs couronnes de trépan mi-rent le foyer à découvert, & des panfemens méthodiques fauvèrent la vie & confervèrent la jambe.

Les plaies récentes font peu fufceptibles d'être fondées, la vue & le tact en font facilement connoître l'étendue, à moins qu'elles ne foient faites par un inftrument poi-gnant; & dans ce cas-là même, la repréfentation de l'inf-trument qui a bleffé, & les fignes rationels difpenfent fort fouvent de l'introduction de la Sonde, par laquelle on fatigueroit les parois de la plaie, l'on pouroit exciter de la douleur, renouveler une hémorrhagie, &c. Ces vues générales ne peuvent fervir qu'à nous rendre réfervés dans l'ufage de cet Inftrument, mais ne peuvent faire prononcer fa profcription. Parcourons rapidement ce que les meilleurs Auteurs ont dit fur cette matière, concernant les plaies de la tête, de la poitrine & du bas-ventre.

Les fractures du crâne fe préfentent fouvent fous l'apparence d'une fente capillaire, & il eft de la plus grande importance de ne s'y pas méprendre. Prefque tous les Auteurs ont copié *Celfe*, qui dit (1) que le moyen le plus certain de s'affurer des fractures, eft d'introduire dans la plaie un Stylet ni trop délié, ni trop aigu, de peur que, s'arrêtant à quelques finus naturels, il ne faffe croire que l'os eft fracturé ; ni trop gros, de peur qu'il ne puiffe pas rencontrer les petites fentes. Lorfqu'il fera parvenu jufqu'à l'os, s'il ne trouve rien que d'uni & de poli, on pourra juger qu'il eft fain ; fi on fent quelque inégalité dans l'endroit où il n'y a pas de futures, c'eft un figne que l'os eft fracturé. On voit par cette reftriction, que les connoiffances anatomiques fervent beaucoup au difcernement du fait.

Platner, dans fes inftitutions de Chirurgie (2), a copié littéralement le précepte de Celfe : Il faut, dit-il, gliffer doucement le Stylet, de crainte qu'il ne pénètre jufqu'aux meninges, & même jufqu'au cerveau. Mais l'exiftence de la

---

(1). Cap. 4, de Calvariâ fractâ, lib. 7.
(2). Parag. 334.

D ij

fracture ne feroit pas douteufe ́ fi cet accident étoit à craindre, & ce ne feroit pas le cas de fe fervir d'une Sonde pour la connoître.

Ambroife Paré recommande dans les plaies de tête de fe fervir de l'*Eprouvette*, c'eft le nom qu'il donne à la Sonde pleine, qui ne foit ni trop aiguë, crainte que, rencontrant quelque cavité naturelle de l'os, elle ne donne lieu à une méprife ; ni trop groffe, afin qu'elle ne paffe pas fur les petites fentes, fans s'arrêter. Ce grand homme n'eft ici que le copifte de Celfe.

On trouve dans *Dionis* une Sonde particulière pour découvrir les fêlures du crâne ; elle eft platte, large d'environ deux lignes, & forme un tranchant mouffe à fon extrémité. Garengeot n'en parle ni dans fon Traité des Inftrumens, ni dans celui des Opérations, où il ne dit abfolument rien du fecours qu'on peut tirer de la Sonde pour le diagnoftic des fractures du crâne. *Heifter* admet la Sonde platte, & lui donne un peu plus de largeur ; la figure gravée en rend le bout légèrement convexe. Cet Auteur dit que dans la recherche des fiffures du crâne, on peut fouvent fe fervir avec avantage d'une plume taillée en cure-dent. On peut en tirer en effet le même fervice que de la Sonde platte de Dionis pour découvrir une fente. On fait que dans le doute, & fi la Sonde eft infuffifante, on a recours à l'encre, dont la fente s'imbibe, & à la rugine pour connoître fi effectivement l'encre a été abforbée ; mais ces cas font bien rares.

Ufage des Sondes pleines dans les plaies de poitrine.

Dans prefque tous les Livres de l'Art, on donne le précepte de fonder les plaies de poitrine, pour favoir fi

elles pénètrent ou fi elles ne pénètrent pas dans la cavité.
Il feroit inutile de m'étendre pour prouver l'inutilité, la
difficulté, & quelquefois le danger de fonder les plaies de
poitrine, fi tous ceux qui lifent les Auteurs connoiffoient
ce qui eft dit à ce fujet, avec une grande précifion, dans
le grand Dictionnaire Encyclopédique. » L'impoffibilité
» d'introduire la Sonde, ne prouve point, dit l'Auteur de
» cet Article, que la plaie n'y pénètre pas. La direction
» oblique de la plaie, le changement de pofition des
» mufcles, le gonflement des lèvres de la plaie, du fang
» caillé, un corps étranger, ou quelque partie arrêtée
» dans le trajet de la plaie, font des obftacles à l'intro-
» duction de la Sonde. Il faut s'abftenir de fonder les
» plaies de poitrine ; car la Sonde ne peut découvrir que
» la pénétration, fans faire connoître s'il y a quelque
» partie léfée. Or, la fimple pénétration d'une plaie ne
» la rend pas fâcheufe. Le danger des plaies pénétrantes
» confifte dans la léfion des parties intérieures, léfion qui
» occafionne l'épanchement ou l'inflammation ; & ce ne
» font que les fymptômes qui nous font connoître ces
» accidens. «

C'eft aux fignes rationels qu'il faut principalement avoir
égard ; M. de Garengeot l'a bien fenti ; il dit dans fon
Traité d'Opérations, » qu'il y a fouvent une difficulté très-
» grande à connoître d'abord fi les plaies de la poitrine
» font pénétrantes ou fi elles ne pénètrent pas, & c'eft
» fouvent cette difficulté qui rend par la fuite ces plaies
» plus fâcheufes, parce qu'on eft trop curieux de recher-
» cher fi elles font pénétrantes ou non ; & c'eft la plu-
» part du temps cette grande exactitude qui rend les

» plaies de la poitrine très-compliquées, quoiqu'elles ne
» fuffent auparavant que fort fimples. Quelquefois les
» plaies paroiffent à l'extérieur très-fimples & même ne
» percer que les tégumens, lorfqu'elles font fort com-
» pliquées, qu'elles pénètrent dans la capacité, & qu'elles
» y ouvrent même des vaiffeaux confidérables. Je fuppofe,
» par exemple, qu'un homme ait reçu un coup de quel-
» qu'inftrument tranchant, qu'il ait pénétré dans la poi-
» trine, & que dans ce temps-là fon bras fût élevé; fi
» dans cette attitude l'inftrument avoit percé le mufcle
» pectoral & fût entré dans la poitrine, lorfque le ma-
» lade viendroit à mettre fon bras dans une pofition na-
» turelle, le mufcle pectoral qui eft attaché à l'humerus,
» & qui l'avoit fuivi lorfqu'il étoit étendu, feroit obligé
» de fe baiffer auffi, & fes fibres cacheroient tellement
» l'ouverture de la poitrine, que le Chirurgien ne trou-
» veroit qu'une fimple ouverture aux tégumens, & trai-
» teroit cette plaie comme fimple, lorfqu'elle feroit très-
» compliquée. « Il finit fes réflexions par dire, comme tout
le monde, qu'avant de fonder & examiner ces fortes de
plaies, il faut mettre les malades dans la fituation où ils
étoient lorfqu'ils ont été bleffés (1).

Platner, après avoir confeillé de fonder avec un Stylet
poli, mouffe & gros, met en avant les difficultés qu'on
éprouve dans cette opération. Il y a des chofes, dit cet
Auteur, qui peuvent tromper le Chirurgien; car fi la
plaie eft petite, mais profonde & oblique, le malade

---

(1). Traité d'Opérat. p. 364.

gros, il peut arriver que, quoiqu'on ne puiſſe pas paſſer le Stylet, & qu'il ne ſorte ni air, ni ſang par la plaie, elle pénètre néanmoins, & que les viſcères intérieurs, les artères & les veines ayent été intéreſſés. Toutes ces difficultés ne l'ont pas empêché de conſeiller l'uſage de la Sonde, auſſi inconſidérément que les Auteurs qui l'ont précédé, & dont il n'eſt que le ſimple Copiſte.

Mais ſi l'on étoit obligé de ſonder une plaie à la poitrine, pour des raiſons qu'il eſt bien difficile d'expoſer, il ſeroit plus avantageux de ſe ſervir d'un Stylet de plomb ou d'une bougie, parce que l'un & l'autre, en ſe modelant à la partie, ſuivront plus facilement la direction de la plaie, ſur-tout la bougie. *Paul Barbette* rapporte qu'un jeune homme reçut un coup d'épée entre la ſixième & la ſeptième côte ; la plaie pénétroit dans la cavité de la poitrine, comme le démontroit un petit Stylet qu'on introduiſoit avec douceur. ›› Le Stylet avec lequel on ſondoit ›› la plaie n'étoit pas, dit Barbette, de fer, parce que ›› ce métal, à cauſe de ſa dureté, oppoſe trop de réſiſ ›› tance aux muſcles, qui quelquefois rempliſſent & bou ›› chent la cavité de la plaie, lorſque le malade change ›› de poſition. A la place du Stylet on employoit une bougie, ›› laquelle, à cauſe de ſa flexibilité, pouvoit nous être plus ›› utile (1). ‹‹

Les difficultés qu'on éprouve en voulant ſonder les plaies du bas-ventre, ne ſont pas moindres, qu'en ſondant celles de la poitrine. Les Auteurs qui ont écrit ſur les

Uſage des Sonde
dans les plaies d
bas ventre.

---

(1) Pauli Barbette de vulnere penetrante Thoracem.

E

plaies, conviennent tous de ces difficultés, & n'en con-
feillent pas moins l'ufage de la Sonde. Les réflexions que
j'ai faites, d'après la lecture des différens Traités de Chirurgie, m'ont convaincu de l'inutilité & même du danger
de cette pratique, que fon ancienneté ne rend pas plus
recommandable. Si cependant, comme je l'ai dit dans l'article précédent, on croyoit être obligé, pour des raifons
imprévues, d'avoir recours à la Sonde, il faudroit, comme
dans tout autre cas, faire choix d'un Inftrument convenable. Suivant Platner, la Sonde ne doit être ni trop
fine, ni trop aiguë. On la tiendra le plus légèrement qu'il
fera poffible, parce qu'il y a du danger que ce qu'elle
rencontre ne foit bleffé. Cet Auteur dit que la Sonde nous
fait voir fi la plaie va en droite ligne, fi elle eft oblique
ou tortueufe, comme il peut arriver fi le bleffé, dans
le moment qu'il a reçu le coup, a penché le corps de
quelque côté. Dans le cas fuppofé par Platner, la Sonde
ne peut fervir à faire connoître la direction de la plaie,
puifqu'il feroit impoffible de l'introduire, fur-tout fi cette
plaie avoit été faite avec une épée étroite ou autre inftrument femblable, à caufe du rapprochement des parois,
par le gonflement des parties & des autres obftacles dont
j'ai parlé ci-deffus. Si *Platner* avoit connu le Stylet de
plomb ou la bougie, ou, pour mieux dire, l'avantage
qu'on peut en retirer lorfqu'on eft obligé de fonder, il
n'auroit certainement pas manqué d'en parler, lui qui n'a
fait que compiler les Auteurs.

Paul Barbette, comme on a vu ci-deffus, donne la
préférence à la bougie ; voici encore quel eft fon texte
en parlant des plaies du bas-ventre : » Ordinairement on fe

» fert d'un Stylet de fer ou de plomb ; mais la bougie vaut
» mieux, parce qu'elle eft plus flexible, & qu'elle peut
» s'accommoder à tous les finus ; il faut cependant faire
» bien attention que quelquefois le Stylet entre bien
» avant, en paffant dans l'interftice des mufcles, quoique
» la plaie ne pénètre pas jufques dans la cavité du bas-
» ventre, & que quelquefois elle y pénètre, malgré que
» le Stylet foit arrêté dans le trajet ; & cela vient de ce
» que les parties, dans un bleffé, n'ont pas, lorfqu'on fonde,
» la même configuration qu'elles avoient au moment de la
» bleffure (1). »

Il ne faut pas croire qu'on viendra toujours à bout de
fonder les plaies avec une bougie ; on doit bien préfumer
que ce moyen n'eft pas infaillible. Bien plus, les plaies
ont quelquefois une telle direction, que même, fans
aucun des autres empêchemens dont il a été fait mention,
il feroit impoffible d'y introduire la plus petite bougie. Au
furplus, comme je ne fuis pas partifan de cette opération,
& qu'on fonde prefque toujours trop, je ne veux pas
m'étendre davantage fur une infinité de précautions à
prendre pour parvenir à furmonter toutes les difficultés
qui s'oppofent à ce qu'on puiffe introduire la bougie jufqu'au fond de la plaie. Il faut encore faire attention que
fi la plaie eft à la poitrine, les poumons pourront arrêter le
bout de la Sonde ; & fi elle eft au bas-ventre, il en fera de
même de la part des inteftins ou autres vifcères, ce qui
induiroit à croire qu'elle ne pénètre pas.

Je demande encore quel avantage il y auroit de décou-

______

(1) Page 310.

vrir qu'une plaie eſt pénétrante, & qu'elle a telle ou telle direction ? Aucun ; puiſqu'on ne doit avoir en vue dans le traitement des plaies que la réunion la plus prompte : pour cela il faut éloigner les accidens actuels, & prévenir ceux qui peuvent arriver. Ne ſait-on pas que le traitement d'une plaie non pénétrante eſt quelquefois bien plus embarraſſant pour un Chirurgien que d'une qui pénétreroit ? On voit tous les jours des plaies, très-ſimples en apparence, devenir par la ſuite fort dangereuſes & être très-difficiles à guérir. D'après cela la Sonde ne peut être d'un grand avantage en pareille circonſtance. Il faut donc avoir toujours préſent à l'eſprit que les moyens curatifs ne doivent pas être ſeulement dirigés par ce qui ſe manifeſteroit dans la plaie au moyen de la Sonde, mais toujours être en garde contre les accidens qui peuvent avoir lieu. Les premiers ſecours ſe réduiſent ordinairement aux ſaignées, plus ou moins répétées, ſuivant la nature & le ſiége de la plaie, & le tempérament du bleſſé ; ainſi, ſoit que la plaie pénètre, ſoit qu'elle ne pénètre pas, on ne doit rien changer au traitement. La connoiſſance de la pénétration ou de la non-pénétration de la plaie devient donc, pour ainſi dire, inutile. Je vais plus loin ; je dirai que ſouvent l'uſage de la Sonde peut être dangereux. Suppoſons qu'une plaie dans les premiers momens a été ſuivie d'une hémorrhagie qui s'eſt arrêtée d'elle - même par un caillot, n'eſt-il pas à craindre qu'en ſondant on ne détruiſe ce caillot, ce qui doit néceſſairement renouveler l'hémorrhagie ? Il en ſeroit de même ſi un inteſtin avoit été bleſſé ; on pourroit cauſer l'épanchement des matières fécales qui, quelquefois, n'auroit pas eu lieu : je ne parle pas des accidens qui pourroient être la suite de l'irritation produite par des recherches indiscrétes.

Il est cependant des cas où il faut absolument sonder les plaies ; c'est lorsqu'on y soupçonne un corps étranger, dont la présence produit quelque accident, comme la convulsion, la paralysie, &c. c'est sur-tout le cas des plaies d'Armes à feu. Personne d'ailleurs n'ignore l'obstacle qu'un corps étranger opposeroit à la guérison de la plaie, & les accidens sans nombre qu'il pourroit entraîner. C'est pourquoi il faut sonder, pour s'assurer de son existence, & pour en faire ensuite l'extraction par les moyens connus.

Ambroise Paré conseille de se servir, pour découvrir les balles, de Sondes assez grosses, polies & rondes à leur extrémité, c'est-à-dire, terminées par un bouton ; celles qui seroient grêles & aiguës, dit ce célèbre Praticien, piqueroient facilement les chairs, qui se rapprochent immédiatement après que la plaie vient d'être faite (1). Il ne dit pas de quel métal il convient que ces Sondes soient fabriquées ; il suppose sans doute que la plaie aura une direction droite : alors il est indifférent qu'elles soient plutôt d'un métal que d'un autre ; mais comme la balle ne suit pas toujours la même direction qu'elle avoit lorsqu'elle a frappé la partie, qu'elle se dévie en pénétrant les chairs, d'où il résulte nécessairement une obliquité dans son trajet, il faut, dans cette occurrence, sonder avec un Stylet de plomb, dont la flexibilité s'accommodera à l'obliquité de

Usage de la Sonde dans les plaies par armes à feu.

---

(1) Liv. XI, des Plaies d'Arquebuses.

la plaie ; &, comme *Paré* l'a dit, une Sonde à cet ufage doit être terminée par un bouton affez gros ; il faut du moins qu'elle foit très-mouffe, afin qu'elle ne s'écarte pas de la route, & qu'elle n'excite pas de la douleur & de l'irritation. Ce n'eft pas ici le cas de fonder avec une bougie : fon peu de folidité empêcheroit de reconnoître le corps étranger fur lequel elle pourroit fe plier ; elle ne peut fervir qu'à inftruire de la profondeur & de la direction de la plaie. La bougie ne donneroit pas une fenfation diftincte d'une fracture, d'une carie ou autres altérations des os.

Un cas très-grave fournit à *Fabrice de Hilden* l'occafion de fe fervir d'un moyen particulier pour paffer un féton dans le trajet de la plaie ; il employa un Stylet d'argent en forme d'aiguille, dont il donne la figure. Après avoir paffé le féton dans le chaton, ce célèbre Praticien intro-duifit le Stylet par une des deux ouvertures de la plaie ; il en reçut l'extrémité à l'autre ouverture, au moyen d'un Inftrument qu'il appelle Stylet creux ou conducteur. De forte qu'il paroît, d'après la planche gravée, que c'eft un Stylet ordinaire qui eft reçu dans un tuyau. *Fabrice* dit que fans ce conducteur il n'auroit pas pu paffer le Stylet, à caufe de l'anfractuofité de l'ulcère, & qu'il s'eft conduit ainfi, afin que fon Inftrument gliffât doucement, & qu'il ne piquât pas les chairs (1). Malgré la vénération qu'on doit à la mémoire de ce grand homme, je me permettrai de dire qu'il auroit pu fimplifier cette opération en fe fer-

______

(1) Fab. de Hild. de vulnere graviff. felopeti, p. 945.

vant tout uniment d'un Stylet ordinaire boutonné, dont la longueur & la groffeur euffent répondu à l'état de la plaie, plutôt que d'employer tout cet appareil, qui n'a fervi qu'à multiplier les moyens opératoires.

Pour terminer cette première Partie, je vais indiquer en peu de mots les Sondes folides & les Stylets qu'on a appropriés à quelques opérations particulières.

Sondes pleines & Stylets pour des opérations particulières.

Les Sondes ou Stylets d'*Anel* font deftinés à déboucher les points lacrymaux, & n'ont guère d'autre propriété que de préparer la voie à l'introduction du petit fyphon de la feringue avec laquelle on fait des injections dans le fac lacrymal. Car on doit convenir que le diagnoftic des maladies des voies lacrymales ne tire aucun fecours de l'ufage de cette Sonde. Elle doit avoir trois pouces de longueur, être faite d'argent recuit, pour plus de foupleffe; elle eft extrêmement fine, & cependant terminée par un bouton en olive; à l'autre extrémité qu'on tient entre les doigts, cette Sonde doit être plus groffe; ce volume la fait tenir avec plus de fermeté.

Pour s'en fervir méthodiquement, il faut mettre le malade dans une fituation convenable : affis fur un fiége affez élevé, il aura le derrière de la tête appuyé fur la poitrine d'un Aide qui, avec fes mains, la contiendra en croifant & entrelaçant fes doigts fur le front. Pour fonder avec dextérité les points lacrymaux, le Chirurgien doit être ambidextre, fe fervir de la main droite pour l'œil gauche, *& vice versâ*. Avec le doigt indicateur on abaiffe la paupière inférieure ou l'on foulève la fupérieure, pour découvrir le point lacrymal qu'on veut fonder, & pour tendre un peu le conduit dont il eſt l'orifice ; & tenant de l'autre main la Sonde dans la direction convenable entre le pouce & les deux doigts ſuivans , le Chirurgien en porte l'extrémité boutonnée dans le pertuis vers le ſac lacrymal. La connoiſſance de la ſtructure de la partie & une bonne vue , ſont requiſes pour cette opération délicate.

Il me ſera permis de renvoyer au ſecond volume des Mémoires de l'Académie Royale de Chirurgie, ſur le Stylet dont s'eſt ſervi M. Mejean, Chirurgien de Montpellier, dans la cure de la fiſtule lacrymale, tant pour déboucher le conduit naſal, que pour y paſſer une anſe de fil propre à faire jouer un ſéton dans les voies lacrymales & opérer la cure. Je ne pourrois que copier ce qui a été dit à ce ſujet, il ſuffit de renvoyer à la ſource, ainſi que pour les Sondes & Stylets de M. de la Foreſt, avec leſquels on pénètre dans le ſac lacrymal par la foſſe naſale. *Voyez Tome ſecond des Mémoires de l'Académie.*

On ſonde les fiſtules à l'anus avec les Stylets & les Sondes communes ; mais il y en a de particulièrement deſtinées à l'opération & aux différentes méthodes de la pratiquer.

Avant les réflexions lumineuſes qu'on doit aux Savans Chirurgiens de nos jours ſur le caractère eſſentiel des fiſtules , on emportoit toutes les duretés & calloſités qui ſe formoient acceſſoirement aux environs des ſinus fiſtuleux : de-là l'uſage d'un long Stylet d'argent recuit, avec lequel on enfiloit la fiſtule de l'orifice externe à l'interne, & qu'on ramenoit par l'anus ; & l'on extirpoit tout le noyau calleux compris dans cette anſe. Cette perte de ſubſtance rendoit l'opération très-douloureuſe, la cure pénible & longue.

gue. C'eſt apparemment pour rendre l'introduction plus laborieuſe & ſouvent même impraticable, qu'on avoit conſtruit, pour former l'anſe, une Sonde platte d'un pied de longueur, avec une ouverture à ſa tête, afin d'y engager la pointe en manière d'anneau, comme ſi l'on vouloit s'en ſervir pour tirer par là avec violence le malade hors de ſon lit. Cette Sonde, de deux lignes de largeur, ſe trouve inutilement dans la plupart des étuis portatifs, & eſt gravée planche 86, figures 35 & 36 du Traité de M. Perret. Il ne faut pas en faire un démérite à cet Artiſte, puiſque ce mauvais Inſtrument eſt décrit dans le Traité de Garengeot ſur cette matière, tome premier, page 282.

Dans l'uſage du fil de plomb avec lequel pluſieurs Praticiens coupent lentement, par des torſions réitérées, l'épaiſſeur des parties compriſes dans l'anſe, il faut avoir une Sonde dont l'extrémité oppoſée au bout olivaire qu'on introduit dans l'orifice de la fiſtule, ſoit taraudée en écrou; le fil de plomb s'y adapte en forme de vis, & ne fait plus qu'une continuité avec la Sonde d'argent ſans alliage, recuit, pour qu'elle ait de la flexibilité. Cette conſtruction eſt préférable au trou en forme d'aiguille, dans lequel le fil de plomb mis en anſe ou crochet, augmenteroit en cet endroit le volume de l'Inſtrument ainſi armé, ce qui rendroit le paſſage du fil de plomb plus douloureux, comme je l'ai vu.

Pour ſe ſervir de cet Inſtrument, on met le malade, préparé ſuivant les règles de l'Art, ſur le bord du lit, dans la ſituation propre à recevoir un lavement, & ſur le côté ou eſt la fiſtule; un Aide monté ſur le lit & à genoux, a une cuiſſe à l'angle que fait le tronc du malade avec ſes cuiſſes,

F

par ce moyen celui-ci ne peut faire aucun mouvement en avant pour s'éloigner de l'Opérateur ; cet Aide foutient la feffe faine, le Chirurgien découvre & écarte les lèvres de l'orifice de la fiftule avec le pouce & le doigt index de la main gauche, & de la droite il porte le bout de la Sonde dans la fiftule, dont il fuit dextrement le trajet en tendant la peau avec le bout des doigts index & medius gauches, pour faciliter l'intromiffion. Quand la Sonde eft fuffifamment engagée, le doigt index gauche, graiffé de beurre, d'huile, ou de pommade, eft introduit dans le rectum, & il facilite par dedans l'entrée de la Sonde dans l'inteftin : par les mouvemens combinés de ce doigt & de ceux de la main droite qui pouffent l'Inftrument, on le retire par l'a-nus, & le fil de plomb refte en anfe pour être ferré peu-à-peu, jufqu'à ce que la partie que cette anfe comprend foit ufée. C'eft un problême facile à réfoudre, fi l'incifion n'eft pas un moyen plus expéditif & moins douloureux.

C'eft ici le lieu de parler d'un Inftrument mixte, deftiné particulièrement à cette fection ; je veux dire le Syringotome décrit dans Garengeot, Heifter & autres. C'eft un long Stylet d'argent, adapté à l'extrémité d'un biftouri : on en fait de différentes formes. On croit que M. Félix s'en eft fervi pour opérer Louis XIV, d'où lui feroit venu le nom de Biftouri à la Royale. Les Syringotomes des anciens étoient des Biftouris boutonnés. L'étymologie ne les donne que comme des Inftrumens propres à incifer des finus fiftuleux. L'addition d'un long Stylet d'argent recuit, eft moderne, & ne reffemble pas aux Syringotomes dont parlent Galien, André de la Croix & autres, & qu'on voit gravés dans l'Arfenal de Scultet. La pointe de l'un de ces Inftrumens n'y eft obtufe que par une boule de cire.

M. de la Faye, dans ſes notes ſur Dionis, Chapitre de la Gaſtroraphie, décrit un Inſtrument mixte qui réunit la Sonde & le Biſtouri, pour débrider les parties contenantes du bas-ventre, lorſque, par l'étranglement qu'elles font, l'on ne peut réduire l'inteſtin & l'épiploon qui ſont iſſus de la capacité abdominale dans une plaie pénétrante. Cet Inſtrument, inventé par feu M. Morand, eſt nommé Biſtouri gaſtrique, & ſera un objet d'examen lorſque l'on mettra les Inſtrumens tranchans en queſtion. Je me permettrai ſeulement d'obſerver que le Traité de M. Perret dit, contre la deſtination de cet Inſtrument, qu'il a été imaginé pour l'opération de la hernie.

Il me reſte à dire que le Frère Jacques ſe ſervoit d'une Sonde pleine & ſolide pour entrer dans la veſſie, & s'aſſurer de l'exiſtence de la pierre. On ſe contente maintenant de l'algalie ou Sonde cannulée : elle a toute la ſolidité convenable pour donner le ſentiment du corps étranger, & elle a l'avantage de pouvoir laiſſer couler l'urine dans le cas ou la veſſie en contient une aſſez grande quantité pour tenir ſes parois écartées ; ou de permettre une injection pour éloigner ces mêmes parois, dont le rapprochement enkiſteroit momentanément le corps étranger, & lui feroit éluder le contact de la Sonde. On n'auroit pas ces avantages dans la recherche de la pierre avec une Sonde ſolide qu'on vouloit d'acier, afin, diſoit-on, de rendre un ſon plus ſec & plus diſtinct. Mais en cherchant cette très-légère utilité, on ſe prive de tous les avantages qu'on peut retirer de l'Algalie ou Sonde cannulée, conſtruite avec les perfections dont elle eſt ſuſceptible.

SECONDE PARTIE.

Des Sondes Cannelées.

La Sonde cannelée , *Stylus fulcatus* , *Specillum fulcatum* , eft un Inftrument d'argent ou d'acier , de la longueur de cinq pouces & demi , menu & creufé en gouttière dans prefque toute fa longueur. Cette cannelure a pour ufage principal de fervir de conducteur aux Inftrumens tranchans , par lefquels on divife la continuité des parties. On confidère à la Sonde cannelée fon corps & fes deux extrémités ; la partie inférieure ou antérieure , nommée le bout , eft la partie qu'on introduit dans la plaie ou le finus ; la partie fupérieure , qu'on appelle le manche ou la platine , eft applatie , figurée en cœur ou en treffle , pour être tenue avec plus de fermeté par l'Opérateur. Cette partie eft de huit ou dix lignes d'étendue , & a ordinairement dans fon milieu une fente de deux lignes de largeur , pour fervir à recevoir le frein de la langue ou filet , dans l'opération qui exige fa fection.

Le corps de la Sonde cannelée a environ cinq pouces de longueur , & deux lignes de diamètre , qui diminue infenfiblement jufqu'au bout , où il n'a pas tout-à-fait une ligne. La gouttière doit être ronde & fort unie , d'une ligne de profondeur ; fon entrée du côté de la platine doit être évafée en forme d'entonnoir , de deux lignes & demie d'ouverture , pour recevoir plus aifément l'Inftrument tranchant dans cet efpace plus large que la continuité de la cannelure.

Cette Sonde, commune à plufieurs opérations, eft ordinairement fermée par le bout, l'Inftrument tranchant eft arrêté par cette extrémité mouffe.

On doit avoir une autre Sonde cannelée, de même conftruction, fi ce n'eft que l'extrémité oppofée à la platine eft terminée en pointe aiguë comme un cure-dent. Nous verrons plus bas les utilités qu'on tire de cette ftructure dans plufieurs opérations particulières.

Les anciens femblent n'avoir pas connu les avantages de la Sonde cannelée, leur filence à cet égard pourroit le faire croire. Celfe, en parlant de la fiftule, dit que quand elle eft tranfverfale fous la peau, il faut incifer cette peau à la faveur d'une Sonde : *Si fub cute tranfverfa fiftula eft, dimitti fpecillum debet, fupraque id ea incidi.* Mais ce paffage ne prouve pas que Celfe eût la connoiffance de la Sonde cannelée. Le défaut de cet Inftrument devoit expofer l'Opérateur, dans une incifion plus profonde, à ne pas couper dans la direction de la Sonde; c'eft ce que M. Mery objectoit avec raifon au Frère Jacques, qui, dans l'incifion pour l'opération de la taille, n'avoit qu'un guide infidèle faute de cannelure à fa Sonde.

Ambroife Paré, au chapitre de la curation des Hernies, donne la figure d'une Sonde de cinq pouces de long, dont la cannelure n'a que deux pouces d'étendue pour incifer, à fa faveur, la production du péritoine, fans rifque de bleffer les inteftins, & il décrit cette opération d'après Pierre *Franco*, en fon Livre des Hernies. Dionis a fait graver cette même Sonde, dont la cannelure eft bornée à un peu plus d'un tiers de fon corps, pour diriger l'inftrument tranchant propre à aggrandir la plaie qui étrangle les inteftins fortis du bas-ventre, & qui empêche leur réduction, quoiqu'il connut & eût décrit la Sonde creuse en gouttière, dont la cavité en forme de cannelure doit conduire la pointe des Inftrumens qui font des incifions. C'eft un double emploi qui marque l'inadvertance de l'Auteur, quelquefois plus occupé à tranfcrire ce que les autres ont dit, qu'à fondre leurs idées, pour rendre, fi j'ofe m'exprimer ainfi, leurs préceptes homogènes.

Heifter a fait graver, planche première, figure V, une Sonde cannelée, directrice ou conductrice des Inftrumens propres à ouvrir les fiftules avec fûreté, en préfervant de toute léfion les parties faines fubjacentes, telles que nerfs, tendons ou autres. Cette Sonde eft terminée fupérieurement par une cuillier exactement ronde, de cinq lignes de diamètre, dont l'ufage eft de porter dans les plaies & les ulcères des médicamens en poudre. Ceux qui ont vu cet Inftrument, tombé en defuétude, ont cru que l'intention avoit été d'en faire une curette ou tire - balle ; & l'on fera bien étonné de trouver cet Inftrument dans la collection de M. Perret, planche 86, figure 5, avec une defcription qu'il n'eft pas poffible qu'un Chirurgien lui ait fournie.

« Cet Inftrument fert, dit-il, à s'affurer, par l'infpection » du pus, fi l'abfcès eft prêt à être ouvert. Pour s'en con- » vaincre, on fait une petite ouverture avec la lancette à » abfcès, de façon à pouvoir y introduire le bout de la » Sonde, de la longueur de 7 à 8 lignes feulement ; alors » on fait pencher le bout de la cuillier, le pus coule le long » de la gouttière, jufques dans la cuillier, & c'eft-là qu'on » examine fa nature. »

Il eſt inconcevable qu'une pareille abſurdité ſoit venue dans la tête de l'homme de l'Art, que l'Artiſte a dû conſulter pour écrire, à l'occaſion des Inſtrumens, ſur ce qui a rapport à la doctrine Chirurgicale.

On ne peut trop prendre de précautions pour que les opérations ſe faſſent avec ſûreté ; c'eſt la raiſon pour laquelle les Sondes cannelées ont un manche ou platine pour être tenues plus fermement ; motif qui a déterminé M. Sharp à couder à angle droit le haut de la Sonde du côté de la cannelure, à la hauteur de 4 à 5 lignes, puis de faire faire à ſa tige un ſecond angle pour le prolonger de 7 à 8 lignes, & le terminer par un anneau ſemblable à celui d'une branche de ciſeaux. « La manière de s'en ſervir eſt de paſſer le » pouce dans l'anneau, & de ſoutenir l'Inſtrument avec le » doigt index, pendant qu'on fait gliſſer le long de la can- » nelure, juſqu'à l'extrémité de l'abſcès, un biſtouri droit, » dont le tranchant eſt tourné en haut. » La Sonde cannelée n'exige en aucun cas d'être tenue avec la fermeté que donne cette conſtruction.

Pluſieurs Orfévres & Couteliers, pour éviter la multiplicité des Inſtrumens, font une Spatule ou feuille de Myrte à la tête de la Sonde cannelée. Alors la tige ou le manche de la Spatule eſt trop grêle ; il vaut infiniment mieux terminer la queue de la Spatule en forme d'élévatoire : l'Inſtrument ne perd rien dans l'intention qu'on a d'en doubler l'utilité.

C'eſt ici le lieu de parler d'une Sonde cannelée très-fine, connue ſous le nom de Sonde à panaris : elle peut ſervir dans pluſieurs autres cas, & notamment à conduire entre le prépuce & le gland un biſtouri à lame très-étroite, pour fendre le prépuce aux enfans qui naiſſent quelquefois avec une ſi petite ouverture, qu'on peut à peine y paſſer la Sonde la plus déliée. Celle-ci ne doit être cannelée que de l'étendue de deux pouces , afin que la partie ſupérieure de ſon corps ait un peu plus de volume ; & la platine peut être une petite feuille de Myrte, de 9 lignes de long, ſur trois lignes dans ſa plus grande largeur. Cette tête eſt d'ailleurs utile pour couvrir de petits plumaceaux, & nétoyer la circonférence des plaies ou ulcères de petite étendue , &c.

Ce qui vient d'être dit paroît ſuffire pour connoître en général l'uſage de la Sonde cannelée. Elle devient inutile lorſque le doigt peut entrer dans la cavité d'un abſcès, c'eſt le conducteur le plus fidèle des Inſtrumens tranchans ; la Sonde cannelée ſert principalement à faire les ouvertures dans tous les cas où la Sonde pleine & les Stylets ont été employés pour découvrir l'étendue des plaies & des ſinus. Mais l'uſage de ces Sondes n'eſt pas borné à remplir ces vues générales ; nous allons faire connoître de quelle utilité elles ſont dans pluſieurs cas particuliers.

La Sonde cannelée pointue, ſert utilement dans l'opération de la hernie & de la caſtration. Une Sonde mouſſe, fermée par le bout, ne s'inſinueroit pas dans les feuillets du tiſſu cellulaire, que le biſtouri doit inciſer avec la plus grande précaution , pour ne pas bleſſer l'inteſtin ou les vaiſſeaux ſpermatiques dans ces opérations reſpectives.

Dans l'opération de l'anevriſme faux avec épanchement de ſang dans les cellules du tiſſu adipeux, on ne peut aller ſûrement à la ſource de l'hémorrhagie, qu'en inciſant les cellules remplies de ſang. Il faut procéder avec la plus grande circonſpection ; ne couper graduellement que ce que la Sonde

cannelée

cannelée foulevera de ces parties ; & l'on doit toujours l'in-finner de haut en bas : c'eft un précepte de M. Foubert, ainfi que nous l'apprenons dans l'Encyclopédie, au mot ane-vrifme ; & ce dans la crainte de couper par inadvertance quelque divarication collatérale de veine ou d'artère, dans la confufion où font les chofes par le gonflement que caufe l'infiltration du fang dans les cellules du tiffu adipeux.

La Sonde pointue d'argent flexible, peut fervir utile-ment à l'opération de la fiftule à l'anus, lorfque l'orifice interne n'eft pas trop profond, & qu'on peut ramener la pointe de la Sonde, fans dilacération & grande dou-leur, par l'anus. Un biftouri coulé le long de cette cannelure, fait la fection du pont ; & il n'en faut pas plus pour la gué-rifon des fiftules fimples. Voyez fur cette maladie les Œu-vres pofthumes de M. Petit.

Cette Sonde pourroit auffi permettre qu'on portât, à la faveur de fa gouttière, un Stylet de plomb, pour opérer la fiftule par la ligature.

La Sonde aîlée, gardienne des inteftins, eft une Sonde cannelée, fermée par le bout, & coudée aux deux tiers de fon corps ; fous ce coude eft une plaque en forme de cœur, foudée par le milieu de fa longueur avec la con-vexité de la Sonde.

Dans l'opération de la hernie, on introduit le bout de la Sonde dans l'anneau de l'oblique externe, ou fous l'arcade crurale, jufqu'à la pointe du cœur, dont le plein couvre l'inteftin auprès de l'étranglement, & le met à l'abri de l'Inftrument tranchant qui doit débrider l'anneau ou le ligament. M. de Garengeot femble approuver cet Inftru-ment, dont on attribue ordinairement l'invention à M. Petit.

G

M. de la Faye en donne l'honneur à M. Méry : elle eſt ſi
défectueuſement gravée dans les Œuvres poſthumes de M.
Petit, qu'il n'y a pas d'apparence qu'il en ait été l'inven-
teur. Quoi qu'il en ſoit, cet Inſtrument peut paſſer pour
inutile ; une petite compreſſe trempée dans du vin chaud
& exprimée, ſeroit plus utilement poſée ſur l'anſe de l'inteſtin, en ſe ſervant de la Sonde cannelée ordinaire :
le bout du doigt ſert à diriger un biſtouri boutonné, au
moyen duquel on débride l'étranglement avec plus de ſûreté que de toute autre maniere.

Le Cathèter peut être mis au nombre des Sondes cannelées. Il doit toujours être d'acier, pour que la pointe du
Lithotome, de quelque forme qu'il ſoit, gliſſe plus facilement dans ſa cannelure : elle doit être le plus large poſſible,
comme dans les Cathèters de M. Hawkins, ouverts par le
bout qui eſt mouſſe. Les Cathèters ont ordinairement leur
cannelure fermée, & cet arrêt empêche l'Inſtrument tranchant de paſſer outre. Les dimenſions de cette eſpèce de
Sonde cannelée, ſeront néceſſairement détaillées lorſqu'on
traitera des Inſtrumens propres à la Lithotomie ; ce ſera le
cas d'expliquer la manière de s'en ſervir, après avoir diſ-
cuté quelle doit être leur conſtruction la plus avanta-
geuſe.

La cannelure du Cathèter ne ſert pas ſeulement à diriger d'une manière ſûre l'Inſtrument qui inciſe les parties, il ſert encore de guide au conducteur ou gorgeret,
qui eſt lui-même une autre eſpèce de Sonde cannelée,
puiſque cet Inſtrument, fait en gouttière, eſt le conducteur
des tenettes.

Il y a des Inſtrumens d'une conſtruction particulière ,

qui les rapproche & leur donne la propriété des Sondes cannelées. Tels font les Trocarts, fur la cannule defquels on a fillonné une légère gouttière propre à conduire un Inftrument tranchant. Il y a certains dépôts qu'on ne fe détermineroit à ouvrir en grand, & peut-être à ne point ouvrir du tout, qu'après avoir reconnu la qualité de la matière. Le Trocart porté dans le foyer de la collection, on voit quelle eft la qualité de la matière ; & fi l'on croit devoir ouvrir la tumeur, la cannelure de la cannule fert à conduire l'Inftrument tranchant. Dans cette occurrence, on a dû porter le Trocart à la partie déclive, & toujours à l'endroit où l'incifion à faire doit aboutir par l'un de fes angles. M. Foubert, dans fa méthode particulière de tailler, pénétroit dans le corps même de la veffie avec un long Trocart, dont la cannule étoit à jour par une fente qui fervoit de couliffe à un couteau Lithotome. Voyez le premier Tome des Mémoires de l'Académie Royale de Chirurgie.

Le Lithotome du Frère Côme peut être confidéré comme une Sonde cannelée qui cache une lame tranchante. On l'introduit fans rifque dans la veffie, mais il peut faire beaucoup de mal étant retiré fans guide, après qu'on en a fait fortir la lame à tel degré d'écartement que ce foit. Voyez le troifième tome des Mémoires de l'Académie Royale de Chirurgie, où cet Inftrument a été apprécié par les expériences des plus habiles Lithotomiftes du temps.

M. Petit a imaginé deux petits biftouris cannelés pour incifer le fac lacrymal ; ces cannelures fervent à conduire une Sonde pointue pour déboucher le conduit nafal, & cette Sonde cannelée fert à diriger une bougie dans le canal débouché. Cette opération très-ingénieufe eft parfaitement décrite dans les Mémoires de l'Académie Royale des Sciences, année 1734 & 1740.

La manière particulière de fe fervir de tous ces Inftrumens dans les diverfes opérations où ils peuvent être néceffaires ou utiles, demanderoit des differtations prefque auffi multipliées que les cas pour lefquels on les mettroit en ufage. L'intention de l'Académie a été, fans doute, que les Auteurs fe circonfcriviffent autant qu'il feroit poffible dans le fujet propofé. J'en ai fenti toute l'importance, & j'ai tâché de ne pas fortir des bornes d'un Mémoire Académique. La matière auroit defiré une plus grande étendue de lumières & de connoiffances.

N°. 7.

. . . . materia tanta abundat copia ;
Labori faber ut defit, non fabro labor.

TEISSIER, *Élève en Chirurgie de l'École Pratique & des Hôpitaux de Paris, Docteur en Médecine de la Faculté de Caën.*

L'ACADÉMIE a donné l'*Acceffit*, au Mémoire n°. 3, qui a pour devife cette fentence du premier Aphorifme d'Hippocrate.

L'Art eft long, la vie courte, l'expérience trompeufe, le jugement difficile.

L'Auteur eft M. ICART, Correfpondant de l'Académie, Profeffeur Royal de Chirurgie, Chirurgien - Major - Surveillant des Hôpitaux de la Province de Languedoc, Lieutenant de M. le Premier Chirurgien du Roi, à Caſtres.

L'Académie a propoſé pour le Prix de l'année 1785, cette queſtion :

En quel cas les Ciſeaux à inciſion, dont la pratique vulgaire a tant abuſé , peuvent être conſervés dans l'exercice de l'Art ; quelles en ſont les formes variées , relatives à différens procédés opératoires ; quelles ſont les raiſons de préferer ces Inſtrumens à d'autres qui peuvent également diviſer la continuité des parties ; & quelles ſont les diverſes méthodes d'en faire uſage ?

Elle propoſe pour le Prix de l'année 1786 :

De déterminer les différentes conſtructions des Biſtouris ; quelles ſont les raiſons de leur variété , ſuivant les cas particuliers où il convient d'en faire uſage ; de quelles corrections ou perfectionnemens ils ſeroient ſuſceptibles ; & quelle eſt la méthode de s'en ſervir ?